Kapil Kumar
Monika Dagar

Um Manual Experimental de Química Medicinal Volume 2

Kapil Kumar
Monika Dagar

Um Manual Experimental de Química Medicinal Volume 2

Desenhe a sua molécula

ScienciaScripts

Cover image: www.ingimage.com

This book is a translation from the original published under ISBN 978-620-7-63961-8.

Publisher:
Sciencia Scripts
is a trademark of
Dodo Books Indian Ocean Ltd. and OmniScriptum S.R.L publishing group

120 High Road, East Finchley, London, N2 9ED, United Kingdom
Str. Armeneasca 28/1, office 1, Chisinau MD-2012, Republic of Moldova, Europe
Printed at: see last page
ISBN: 978-620-8-13358-0

Um Manual Experimental de Química Medicinal

Volume

2

Editado por:

1. **Dr. Kapil Kumar**

Departamento de Ciências Farmacêuticas, Escola de Ciências e Tecnologia da Saúde, UPES, Dehradun

2. **Sra. Monika Dagar**

Escola de Ciências Farmacêuticas, Universidade Apeejay Stya, Gurugram, Haryana

Dr. Kapil Kumar

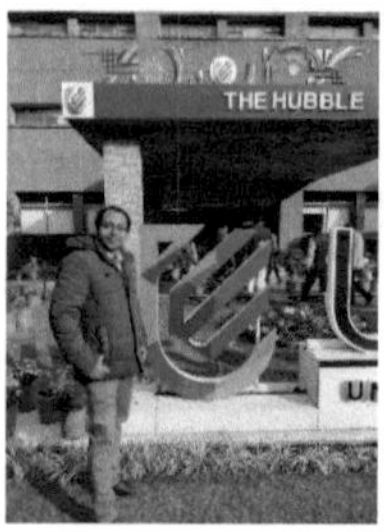

O Dr. Kapil Kumar obteve o seu Mestrado (Farmácia) e Doutoramento em Química Medicinal no Instituto Nacional de Educação e Investigação Farmacêutica (NIPER) de Mohali, Índia [um instituto de importância nacional]. Atualmente, trabalha como **Professor Associado** no Departamento de Ciências Farmacêuticas, Escola de Ciências da Saúde e Tecnologia, **UPES,** Dehradun-248007 Índia. Os seus interesses de investigação envolvem a síntese de novas moléculas de interesse farmacológico contra o cancro, a diabetes, a síndrome metabólica e as doenças infecciosas. Os seus conhecimentos sintéticos centram-se na síntese heterocíclica, no desenvolvimento de metodologias, na síntese assimétrica, na química verde, na síntese total, na conceção de medicamentos assistida por computador, na química de polímeros e na gestão de resíduos, etc. Recebeu também um **importante** projeto de **subvenção à investigação** no valor de **17 Lac** do Conselho Estatal de Ciência, Inovação e Tecnologia de Haryana (**HSCSIT**). Publicou **mais de três décadas** de artigos de investigação de elevada qualidade indexados na **Scopus** ou na Web of Science/Clarivate analytics. É também membro associado do conselho editorial da revista Medicinal Chemistry (MC), da editora Bentham, e da revista Current Computer-Aided Drug Design (CCADD), da editora Bentham. Faz parte do painel de revisores de muitas revistas como European Journal of Medicinal Chemistry (Elsevier), Bioorganic Chemistry (Elsevier), Biomedicine and Pharmacotherapy (Elsevier), European Journal of Organic Chemistry (Wiley), Journal of Heterocyclic Chemistry (Wiley), Medicinal Chemistry Research (Springer), Chemistry of Heterocyclic Compound (Springer), Current Computer-aided Drug Design (Bentham), Current Drug Discovery and Technology (Bentham), Current Bioactive Compound (Bentham). Recebeu também vários prémios, bolsas de viagem e distinções de organizações de renome.

Nome: **Dr. Kapil Kumar**

Correio eletrónico: kapil.py@gmail.com

Sra. Monika Dagar

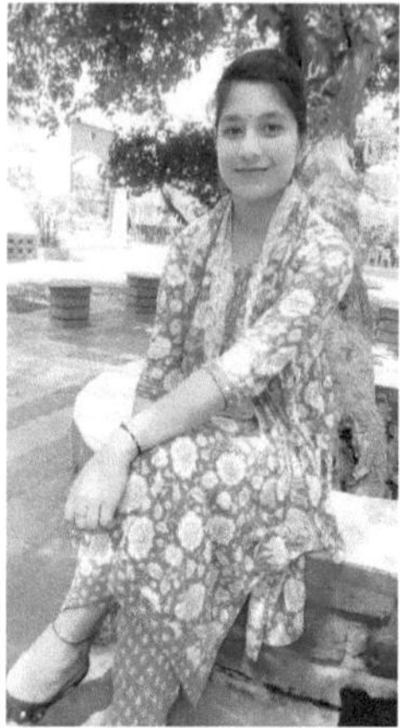

Monika Dagar obteve o seu B. Pharm e M.Pharm no Departamento de Ciências Farmacêuticas da Universidade Apeejay Stya, Gurgaon, Haryana. Os seus interesses de investigação envolvem a síntese de novas moléculas, o desenvolvimento de formulações, a análise de medicamentos e a conceção de medicamentos utilizando ferramentas de software.

Nome: **Sra. Monika Dagar**

Correio eletrónico: dagarmonika038@gmail.com

Índice

Experiência: 01

Objetivo: Efetuar a síntese da Sulfanilamida. Reportar o seu ponto de fusão.

REQUISITOS

Produtos químicos

- Solução de amoníaco
- Acetanilida
- Ácido cloro-sulfónico
- Carbonato de sódio

Aparelhos

- Funil de separação
- Cilindro de medição
- Balão cónico
- Pipeta
- Banho de água

TEORIA

A sulfanilamida é um núcleo básico dos fármacos sulfa que são utilizados no tratamento da infeção de bactérias gram positivas e gram negativas. Pode ser preparada utilizando a acetanilida como material de partida. Inicialmente, reage com ácido clorossulfónico seguido de amidação para produzir p-acetamidobenzenossulfonamidas. O grupo acetamido sofre hidrólise catalisada por ácido para formar sulfanilamida.

PROPRIEDADES FÍSICAS

1. **Ácido clorídrico**
    - Fórmula química - HCl
    - Aspeto - Líquido incolor.
    - Odor forte e irritante.
2. **Acetanilida**
    - Fórmula química C H_{88} ClNO
    - Aspeto - pó cristalino
    - Odor - Bege muito claro

Step I EAS

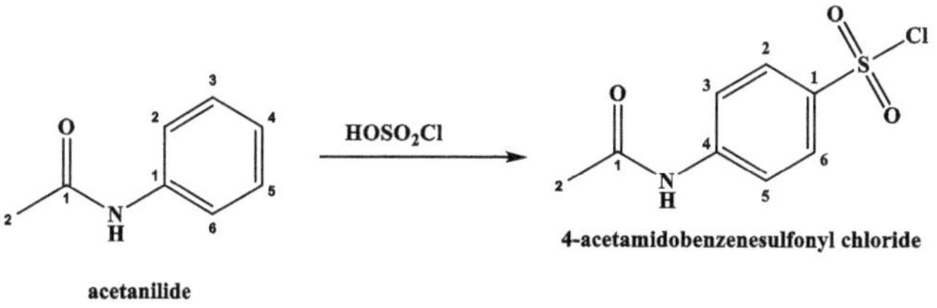

acetanilide → $HOSO_2Cl$ → 4-acetamidobenzenesulfonyl chloride

Step II Substitution at sulphonyl group

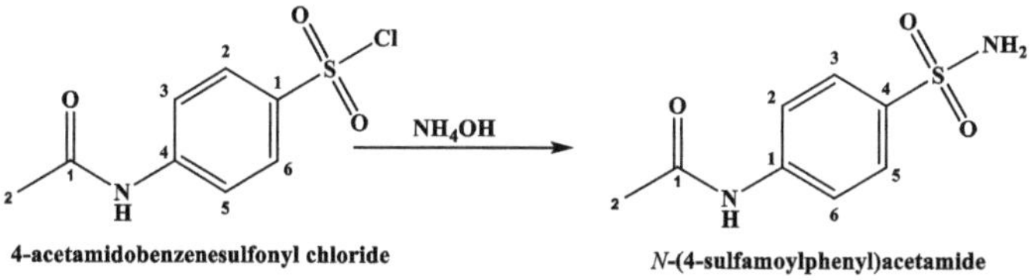

4-acetamidobenzenesulfonyl chloride → NH_4OH → *N*-(4-sulfamoylphenyl)acetamide

Step III Amide hydrolysis

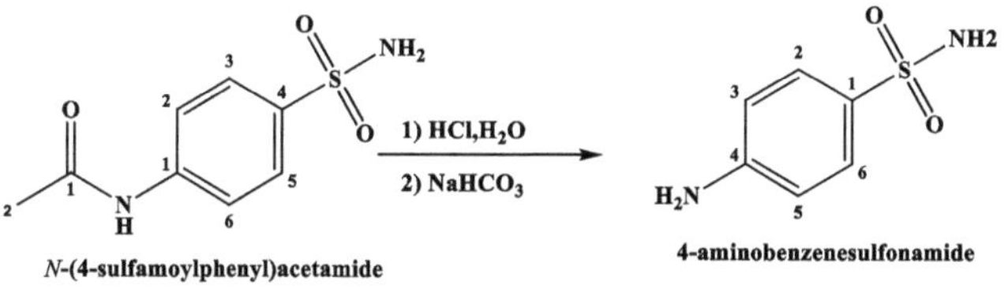

N-(4-sulfamoylphenyl)acetamide → 1) HCl, H_2O 2) $NaHCO_3$ → 4-aminobenzenesulfonamide

3. **Ácido cloro-sulfónico**
    - Fórmula química- HO_3 SCl
    - Aspeto - líquidos de cor clara
    - Odor - menos odor
4. **Dil. Ácido sulfúrico**
    - Fórmula química- H_2 SO_4
    - Aspeto - Líquido incolor
    - Odor- Inodoro
5. Carbonato **de sódio**
    - Fórmula química $NaCO_3$

- Aspeto Pó sólido
- Odor Inodoro

PROPRIEDADES QUÍMICAS

1. **Ácido clorídrico**

- É um ácido inorgânico mineral muito forte.
- Tem um valor de pH muito baixo.
- Possui uma excelente solubilidade aquosa
- Reage vigorosamente com metais.
- Pode ser dissociado nos seus iões correspondentes em solução.

2. **Acetanilida**

- A cloroacetanilida é utilizada em preparações farmacêuticas, utilizando a coluna PGC. E também utilizada na síntese de alprazolam

3. **Ácido cloro-sulfónico**

Os ácidos sulfónicos contam-se entre os mais importantes dos compostos organossulfurados; os ácidos livres são amplamente utilizados como catalisadores em sínteses orgânicas, enquanto os sais e outros derivados constituem a base do fabrico de detergentes, corantes e catalisadores solúveis em água, produtos farmacêuticos à base de sulfonamidas e resinas de permuta iónica.

4. Carbonato **de sódio**

- É utilizado como agente tamponante
- Actua como alcalinizante sistémico.

PROCEDIMENTO

Passo 1- Preparação do cloreto de p-acetamidobenzenossulfonilo

1. Equipar um balão com um funil de decantação e um condensador de refluxo.
2. Introduzir 20 g de acetanilida seca no balão e adicionar 50 ml de ácido clorossulfónico, gota a gota, com agitação contínua.
3. Aquecer a mistura de reação num banho de água durante 1-2 horas.
4. Monitorizar a evolução da reação por cromatografia em camada fina.
5. Após a conclusão da reação, adicionar 100 ml de água gelada.
6. Filtrar o produto e utilizá-lo na etapa seguinte.

Passo 2- Para preparar p-acetamidobenzenossulfonamida

1. Colocar o cloreto de p-acetamidobenzenossulfonilo em bruto num balão e adicionar uma mistura de 70 ml de solução concentrada de amoníaco e 70 ml de água.

2. Misturar bem a solução e aquecer num banho de água com agitação ocasional durante 30-40 minutos.
3. Monitorizar a evolução da reação por cromatografia em camada fina.
4. Arrefecer o produto e adicionar ácido sulfúrico diluído.
5. Recolher o produto bruto e utilizá-lo na etapa seguinte.

Etapa 3- Preparação da p-aminobenzeno sulfonamida

1. Introduzir *a* p-acetamidobenzenossulfonamida em bruto num balão e adicionar 10 ml de ácido clorídrico concentrado e 30 ml de água.
2. Refluxar a mistura reacional num banho de água durante 50-60 minutos.
3. Monitorizar a evolução da reação por cromatografia em camada fina.
4. Em seguida, arrefecer a solução com gelo.
5. Eliminar as impurezas através do tratamento com carvão vegetal.
6. O produto precipita-se. Filtrar o produto em bruto e lavar 2-3 vezes com água fria.
7. Recristalizar o produto em bruto com etanol.
8. Secar o produto e registar o seu ponto de fusão utilizando o aparelho de ponto de fusão.

UTILIZAÇÕES

- ✓ É utilizado como agente bacteriostático.
- ✓ É utilizado em associação com a pirimetamina para o tratamento da malária.
- ✓ É utilizado para o tratamento de infecções vaginais por leveduras.

RESULTADOS

A sulfanilamida foi sintetizada com sucesso e o seu ponto de fusão foi registado na gama de 161-163° C.

Experiência: 02

Objetivo: Efetuar a síntese da 7-hidroxi-4-metil cumarina a partir do resorcinol. Comunicar o seu ponto de fusão.

REQUISITOS

Produtos químicos

1. Resorcinol
2. Acetoacetato de etilo
3. Hidróxido de sódio
4. Ácido sulfúrico (2M)

Aparelhos

1. Papel de filtro
2. Agitador magnético
3. Balão cónico
4. Copo
5. Cilindro de medição

TEORIA

A síntese das **cumarinas** envolve a **reação de Pechmann**. Pode ser sintetizada utilizando resorcinol e acetoacetato de etilo como material de partida na presença de ácido sulfúrico como catalisador. Este andaime é muito importante na categoria dos coagulantes e anticoagulantes e muitos produtos farmacêuticos contêm cumarinas.

REACÇÃO

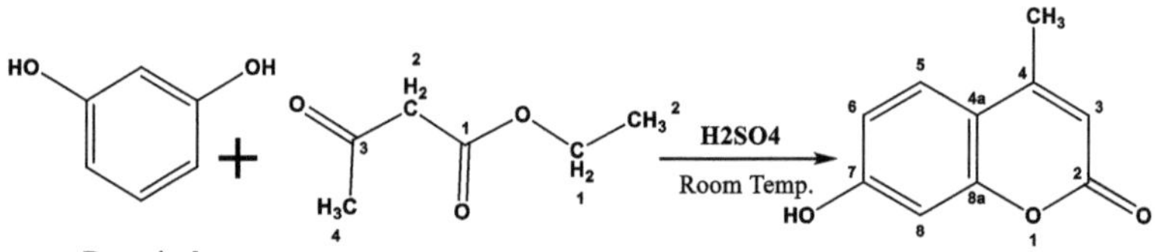

Resorcinol + **Ethyl acetoacetate** → (H_2SO_4, Room Temp.) **7-hydroxy-4methylcoumarin**

PROPRIEDADES FÍSICAS

1. **Resorcinol**
   - Fórmula química- C H O_{662}
   - Aspeto - cor branca e sólido à temperatura ambiente.
   - Odor - ligeiro odor a benzeno.
2. **Acetoacetato de etilo**
   - Fórmula química- C H O_{6103}

- Aspeto - líquido incolor
- Odor - com uma fragrância frutada que é utilizada como aromatizante alimentar.

3. Solução **de hidróxido de sódio**
   - Aspeto - cor branca e sólido à temperatura ambiente.
   - Odor - Inodoro
4. **Ácido sulfúrico**
   - Fórmula química $H_2 SO_4$
   - Aspeto Líquido incolor
   - Odor Odor reduzido

MECANISMO

resorcinol + ethyl 3-oxobutanoate —Catalyst / Transformation→ + C_2H_5OH

Catalyst

Intramolecular hydroxyation

Catalyst

Dehydration

+ H_2O

7-hydroxy-4-methyl-2*H*-chromen-2-one

PROPRIEDADES QUÍMICAS

1. **Resorcinol**
   - Trata-se de um fenol aromático que permite efetuar o teste do fenol.
   - Pode ser sintetizado a partir do benzeno.
2. **Acetoacetato de etilo**
   - É um éster com um grupo ceto na posição beta.
   - É utilizado como material de partida em várias reacções de nome.
   - Trata-se de um composto líquido incolor.
3. Solução **de hidróxido de sódio**

- É uma base forte e é utilizada sob a forma de solução.
- Pode abstrair protões para gerar nucleófilos.

4. Ácido sulfúrico

- É um ácido mineral muito forte e corrosivo.
- Pode ser utilizado como catalisador em reacções catalisadas por ácidos.
- É também utilizado como agente desidratante.

PROCEDIMENTO

1. Pegue 10g (0,91 mol) de resorcinol e adicione 13,4gm de acetoacetato de etila redestilado gota a gota com agitação contínua na temperatura abaixo de 10 °C.
2. Refluxar a mistura reacional durante 6-7 horas com agitação contínua.
3. Monitorizar a evolução da reação por cromatografia em camada fina.
4. Após a conclusão da reação, adicionar 100 ml de água gelada.
5. O produto precipita-se. Filtrar o produto em bruto e lavar 2-3 vezes com água fria.
6. Dissolver o sólido em 150 ml de solução de hidróxido de sódio a 5%, filtrar e adicionar ácido sulfúrico 2M diluído, com agitação vigorosa, até a solução ficar ácida ao tornassol.
7. Recristalizar o produto em bruto com etanol.
8. Secar o produto e registar o seu ponto de fusão utilizando o aparelho de ponto de fusão.

UTILIZAÇÕES

1. As cumarinas têm actividades antitrombóticas, anti-inflamatórias e vasodilatadoras.
2. A varfarina é a mais popular e é utilizada como anti-coagulante oral e rodenticida.
3. Tem propriedades antimicrobianas e anticancerígenas.

RESULTADOS

A 7-hidroxi-4-metilcumarina foi sintetizada com sucesso e o seu ponto de fusão foi registado na gama de 186-191° C.

Experiência: 03

Objetivo: Efetuar a síntese do clorobutanol. Comunicar o seu ponto de fusão.

REQUISITOS

- Clorofórmio
- Acetona
- Hidróxido de sódio
- Etanol

TEORIA

O clorobutanol pode ser sintetizado a partir da reação de acetona e clorofórmio, utilizando hidróxido de potássio como base. A reação de adição nucleofílica está envolvida na sua síntese. É também conhecido como 1,1,1-tricloro2-metil-2-propanol. Tem várias potencialidades terapêuticas.

REACÇÃO

$CHCl_3$ + $H_3C{-}CO{-}CH_3$ ⟶ $(CH_3)_2C(OH){-}CCl_3$

Chloroform **Acetone** **Chloreobutanol**

MECANISMO

$H_3C{-}CH_2{-}OH$ + KOH ⟶ $H_3C{-}CH_2{-}O^- K^+$ + H_2O

ethanol **Potassium ethoxide** **water**

$H_3C{-}CH_2{-}O^- K^+$ + $CHCl_3$ ⟶ $^-CCl_3$ + K^+ + $H_3C{-}CH_2{-}OH$

chloroform

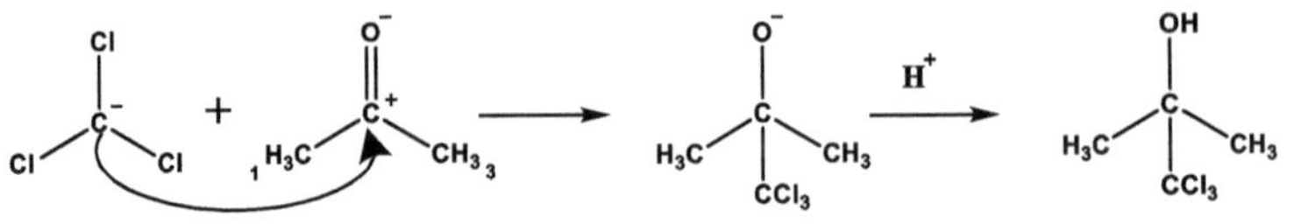

acetone

Chlorobutane

$$K^+ + Cl^- \longrightarrow KCl$$

(White Ppt)

PROPRIEDADES FÍSICAS

1. **Clorofórmio**
    - Fórmula química- $CHCl_3$
    - Aspeto: líquido incolor.
    - Odor - odor agradável e doce.
2. **Acetona**
    - Fórmula química - pera maçã etérea
    - Aspeto: líquido incolor.
    - Odor - Inodoro
3. Hidróxido **de potássio**
    - Fórmula química - KOH
    - Aspeto - cor branca. Apresenta-se sob a forma de flocos.
    - Odor - Inodoro

PROPRIEDADES QUÍMICAS

1. **Clorofórmio**
    - É um solvente clorado e é utilizado em várias reacções orgânicas.
    - Pode provocar desmaios e coma após inalação.
2. **Acetona**
    - É o membro mais simples da série das cetonas.
    - Contém um grupo funcional carbonilo e é utilizado como solvente.
    - É muito utilizado para a lavagem de objectos de vidro em laboratório.
3. **Hidróxido de potássio**
    - Pode absorver a humidade do ar.
    - Pode ser utilizado como agente de secagem em laboratórios químicos.

- Tem uma estrutura cristalina.
- Tem uma boa solubilidade aquosa e alcoólica.
- Tem propriedades corrosivas.

PROCEDIMENTO

1. Introduzir 5,0 ml de acetona e 2,0 ml de clorofórmio num erlenmeyer.
2. Arrefecer a mistura e adicionar a solução de hidróxido de potássio gota a gota.
3. Monitorizar a evolução da reação por cromatografia em camada fina.
4. O produto precipita-se. Filtrar o produto em bruto e lavar 2-3 vezes com água fria.
5. Filtrar o precipitado de cloreto de potássio e lavar duas vezes com acetona.
6. Recristalizar o produto em bruto com etanol.
7. Secar o produto e registar o seu ponto de fusão utilizando o aparelho de ponto de fusão.

PRECAUÇÕES

(a) Todo o material de vidro deve estar completamente seco para que a reação seja concluída de forma satisfatória.

(b) É necessário manter as condições de temperatura mencionadas no procedimento.

(c) O clorobutanol é um irritante para a pele e para os olhos, pelo que deve ser tratado com cuidado.

RESULTADOS

O clorobutanol foi sintetizado com sucesso e o seu ponto de fusão foi registado na gama de 95-99° C.

Experiência: 04

OBJECTIVO: - Efetuar a síntese do 2, 4, 5-trifenil imidazol. Informar o seu ponto de fusão.

REQUISITOS

Química

- Ácido acético
- Benzil
- Benzaldeído
- Ácido acético glacial

Aparelhos

- Funil
- Vareta de vidro
- Balão cónico
- Frasco de fundo redondo

TEORIA

O 2,4,5-Trifenil imidazol pode ser sintetizado por condensação de benzil, amoníaco e benzaldeído. Esta reação pode ser generalizada utilizando várias dicetonas e aldeídos para a síntese de derivados. O imidazol é uma estrutura privilegiada com várias potencialidades farmacológicas.

PROPRIEDADES FÍSICAS

1. **Benzaldeído**
   - Fórmula química- $C\ H_{76}\ O$.
   - Aspeto - Líquido incolor.
   - Odor - a amêndoa.
   - A sua solubilidade aquosa é limitada, mas é muito solúvel em solventes orgânicos.
2. **Benzil**
   - Fórmula química- $(C\ H_{65}\ CO)_2$.
   - Aspeto - pó cristalino amarelo.
   - Odor- Caraterística.
3. **Ácido acético glacial**
   - Fórmula química- $CH_3\ COCH_3$.
   - Aspeto - líquido incolor irritante.
   - Odor - Odor pungente.

PROPRIEDADES QUÍMICAS

1. **Benzaldeído**
   - O benzaldeído é o aldeído aromático mais simples.
   - O benzaldeído pode ser preparado a partir do tolueno.
   - É muito suscetível de oxidação e de formar ácido benzoico
   - É um material de partida amplamente utilizado para transformações orgânicas.
2. **Benzil**
   - O benzil é utilizado como um intermediário importante para a síntese orgânica.
   - O benzil pode ser preparado a partir do benjoim.
3. **Ácido acético glacial**
   - É um ácido comparativamente mais fraco do que os ácidos minerais como o ácido clorídrico e o ácido sulfúrico.
   - É utilizado para a reação de esterificação.
   - É utilizado como catalisador em processos comerciais.

PROCEDIMENTO

- Colocar o benzil (0,023mol, 5g) num balão de fundo redondo e adicionar algumas gotas de amoníaco, agitando continuamente
- Agitar a mistura reacional durante 20 minutos com um agitador magnético.
- Adicionar gota a gota benzaldeído (0,05 mol, 5 ml) à mistura reacional e refluxar durante 3-4 horas.
- Monitorizar a evolução da reação por cromatografia em camada fina.
- O produto precipita-se. Filtrar o produto em bruto e lavar 2-3 vezes com água fria.
- Recristalizar o produto em bruto com etanol.
- Secar o produto e registar o seu ponto de fusão utilizando o aparelho de ponto de fusão.

MECANISMO

Na primeira etapa, a dicetona e o amoníaco de uma diamina.

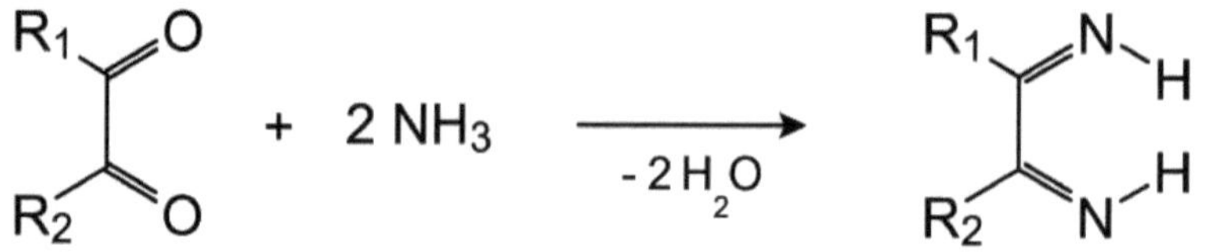

Na segunda etapa, a diimina condensa-se com o aldeído para formar o produto desejado.

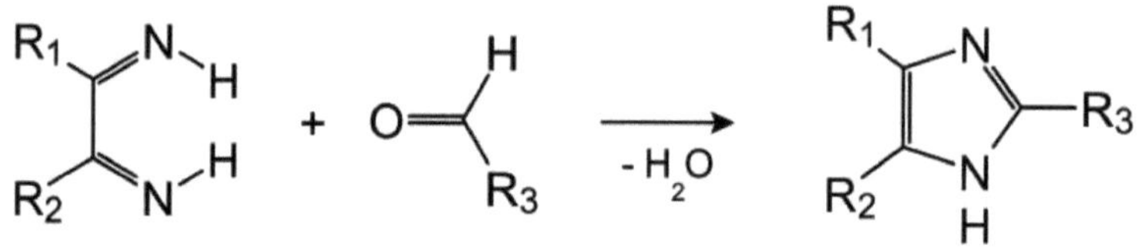

UTILIZAÇÕES

- Utilizado como agente anti-fúngico e anti-bacteriano.
- Faz parte de muitos medicamentos anti-tuberculosos.
- Presente nos medicamentos anticancerígenos.
- Presente nos medicamentos anti-virais.

RESULTADOS

O 2,4,5-Trifenil imidazol foi sintetizado com sucesso e o seu ponto de fusão foi registado na gama de 274-278° C.

Experiência: 05

OBJECTIVO:- Efetuar a síntese da tolbutamida. Informar o seu ponto de fusão.

REQUISITOS

Química

- Tolueno
- Acetona
- Carbonato de amónio
- Isocianeto de butilo
- Cloreto de butilo

Aparelhos

- Frasco de fundo redondo
- Balão cónico
- Condensador de refluxo

TEORIA

A tolbutamida é uma sulfonilureia de primeira geração utilizada no tratamento da diabetes. Aumenta a secreção de insulina das células beta. Não contém qualquer anel heterocíclico, mas possui grupos ureia e sulfonilo.

REACÇÃO

CH_3 —H_2SO_4→ CH_3, SO_2Cl —$(NH_4)_2CO_3$→ CH_3, SO_2NH_2 —Butyl Chloride→ CH_3, $SO_2NHC_4H_9$

PROPRIEDADES FÍSICAS

1. **Ácido sulfúrico conc**
    - Fórmula química- $H_2\ SO_4$
    - Aspeto - Líquido incolor
    - Odor - menos odor
2. **Carbonato de amónio**
    - Fórmula química- $(NH\ )_{42}\ CO_3$
    - Aspeto - Sal branco.
    - Odor inodoro.

PROPRIEDADES QUÍMICAS

1. **Ácido sulfúrico conc**
   - O ácido sulfúrico é utilizado como um ácido forte em reacções orgânicas.
   - Tem uma natureza fortemente ácida e é corrosivo.
   - Em concentrações mais elevadas, actua como agente oxidante e desidratante.
2. **Carbonato de amónio**
   - É um reagente utilizado em síntese orgânica.
   - Trata-se de um composto inorgânico.

PROCEDIMENTO

1. Colocar 10 g de tolueno puro e 40 g de ácido sulfúrico concentrado num balão de fundo redondo.
2. Adicionar cristais de iodo e aquecer a solução a 100-120° C.
3. Após a conclusão da reação, extrair o produto e preparar a etapa seguinte utilizando carbonato de amónio.
4. Forma-se a sulfonamida correspondente. Filtrar o produto em bruto e lavar com água fria.
5. Utilizar este produto para a etapa seguinte e adicionar cloreto de butilo gota a gota à mistura reacional.
6. Aquecer a mistura de reação em banho-maria durante 2-3 horas.
7. Monitorizar a evolução da reação por cromatografia em camada fina.
8. O produto precipita-se. Filtrar o produto em bruto e lavar 2-3 vezes com água fria.
9. Recristalizar o produto em bruto com etanol.
10. Secar o produto e registar o seu ponto de fusão utilizando o aparelho de ponto de fusão.

UTILIZAÇÕES

- A tolbutamida é utilizada como medicamento contra a diabetes de tipo 2.
- Estimula a libertação de insulina pelas células beta.

RESULTADOS

O 2,4,5-Trifenil imidazol foi sintetizado com sucesso e o seu ponto de fusão foi registado na gama de 274-278° C.

Experiência: 06

Objetivo: Efetuar a síntese da hexamina. Comunicar o seu ponto de fusão.

REQUISITOS

Química

- Hidróxido de amónio
- Amoníaco
- Formaldeído
- Álcool etílico
- Acetato de amónio
- Clorofórmio

Aparelhos

- Frasco de fundo redondo
- Balão cónico
- Cilindro de medição
- Funil
- Vareta de vidro

TEORIA

A hexamina é também designada por urotropina, com a fórmula química C H N_{6124} . É utilizada no tratamento de infecções do trato urinário. Pode ser sintetizada pela reação de amoníaco e formaldeído. Tem uma estrutura em forma de gaiola semelhante à do medicamento antiviral amantadina.

PROPRIEDADES FÍSICAS

1. **Clorofórmio**
    - Fórmula química- $CHCl_3$
    - Aspeto: líquido incolor.
    - Odor - odor agradável e doce.
2. **Conc. Amoníaco**
    - Fórmula química HNO_3
    - Aspeto Líquido incolor
    - Odor odor muito pungente
3. **Etanol**
    - Fórmula química C H_{25} OH

- Aspeto Líquido incolor
- Odor Vinho

PROPRIEDADES QUÍMICAS

1. Clorofórmio

- É um halogeneto de alquilo com três átomos de cloro.
- É também utilizado como solvente na transformação orgânica.

2. Conc. Amoníaco

- É uma base utilizada como agente tamponante.
- É também utilizado para a preparação de explosivos.

3. Etanol

- É utilizado como solvente polar em transformações orgânicas.
- Trata-se de um segundo membro da série "Álcool".

PROCEDIMENTO

1. Num erlenmeyer, colocar 1,0 mmol de formaldeído e 3,0 mmol de amoníaco.
2. Misturar a mistura de reação com uma vareta de vidro.
3. Manter a mistura em repouso durante 30-40 minutos.
4. Monitorizar a evolução da reação por cromatografia em camada fina.
5. O produto precipita-se. Filtrar o produto em bruto e lavar 2-3 vezes com água fria.
6. Recristalizar o produto em bruto com etanol.
7. Secar o produto e registar o seu ponto de fusão utilizando o aparelho de ponto de fusão.

RESULTADOS

A hexamina foi sintetizada com sucesso e o seu ponto de fusão foi registado na gama de 278-282° C.

Experimento: 07

Objetivo: Efetuar a síntese do **benzoato de etilo** a partir do ácido benzoico. Comunicar o seu ponto de fusão.

REQUISITOS

Produtos químicos

1. Ácido benzoico
2. Etanol
3. Ácido sulfúrico concentrado

Aparelhos

1. Frasco de fundo redondo
2. Cilindro de medição
3. Copo

TEORIA

O benzoato de etilo é um éster. Pode ser sintetizado a partir da esterificação do ácido benzoico utilizando ácido sulfúrico como catalisador. É líquido por natureza e tem um odor frutado. É um constituinte importante de vários frutos.

REACÇÃO

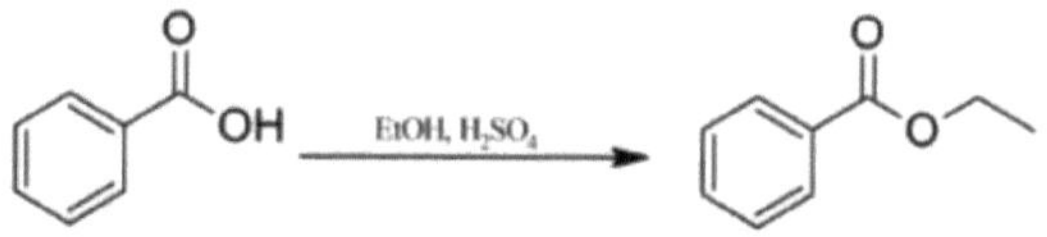

$$\text{EtOH, } H_2SO_4$$

MECANISMO

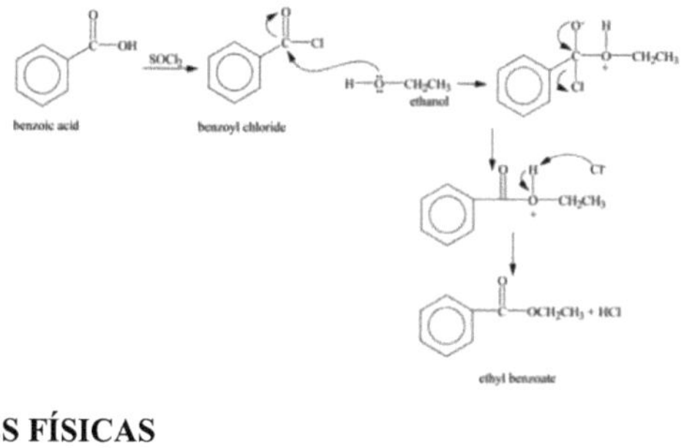

PROPRIEDADES FÍSICAS

Ácido benzoico

1. Trata-se de um sólido cristalino incolor.
2. O seu ponto de fusão é de 122° C.

3. A presença do anel aromático confere a este composto um odor ligeiramente agradável.

Benzoato de etilo

1. Trata-se de um líquido incolor.
2. Tem uma densidade de 1,050 g/cm 3
3. O seu ponto de fusão é de -34 graus Celsius.
4. Tem um aroma frutado.

PROPRIEDADES QUÍMICAS

Ácido benzoico

1. É ligeiramente solúvel em água.
2. Tem boa solubilidade em solventes orgânicos.
3. É o protótipo dos ácidos carboxílicos aromáticos.
4. É utilizado como material de partida para transformações orgânicas.

Benzoato de etilo

1. Trata-se de um éster com um odor frutado.
2. Pode ser sintetizado por reação de esterificação.

PROCEDIMENTO

1. Colocar 5 g de ácido benzoico num balão de fundo redondo e dissolvê-lo em 20 ml de álcool absoluto.
2. Adicionar gota a gota 2,0 mL de ácido sulfúrico concentrado e refluxar a mistura reacional durante 3-4 horas.
3. Diluir a mistura com água e neutralizar com carbonato de sódio.
4. O óleo separado pode ser removido com éter.
5. Evaporar o éter e o produto em bruto seco.
6. Verificar o ponto de ebulição do produto.

UTILIZAÇÕES

1. Utilizado como agente aromatizante.
2. Utilizado em cosméticos para dar um sabor extra.

RESULTADOS

O benzoato de etilo foi sintetizado com sucesso e o seu ponto de ebulição foi registado na gama de 210-212° C.

Experiência: 08

Objetivo: Realizar a síntese da *para* nitro acetanilida a partir da acetanilida. Comunicar o seu ponto de fusão.

REQUISITOS

a) Produtos químicos

1. Acetanilida
2. Ácido sulfúrico concentrado
3. Ácido nítrico fumante

b) Aparelhos

1. Balão cónico
2. Copo
3. Papel de filtro
4. Funil de Buchner

TEORIA

A p-nitroacetanilida pode ser preparada a partir da acetanilida através da reação de nitração. A reação de nitração pode ser efectuada com ácido nítrico fumegante e ácido sulfúrico a alta temperatura. O para-produto é o produto principal e pode ser facilmente separado do produto orto-menor por cristalização.

REACÇÃO

$NHCOCH_3$ $\xrightarrow[288K]{HNO_3,\ H_2SO_4}$ $NHCOCH_3$ / NO_2 + $NHCOCH_3$ / NO_2

p-Nitroacetanilide (Major)

o-Nitroacetanilide (Minor)

MECANISMO

$HONO_2 + H_2SO_4 \rightleftharpoons NO_2^+ + H_3O^+ + 2\,HSO_4^-$

electrophilic nitronium ion

$NHCOCH_3$ + NO_2^+ ⟶ $NHCOCH_3$ (H, NO_2) + HSO_4^- $\xrightarrow{-H_2SO_4}$ $NHCOCH_3$ / NO_2

PROPRIEDADES FÍSICAS

Acetanilida

1. É insolúvel em água.
2. Tem uma excelente solubilidade em solventes orgânicos como o álcool e o éter.
3. Tem um ponto de ebulição de cerca de 304 °C
4. Solúvel em etanol, éter dietílico, acetona, benzeno

Nitroacetanilida

1. É um derivado nitro da acetanilida.
2. É insolúvel em água.
3. Tem uma excelente solubilidade em solventes orgânicos.

PROPRIEDADES QUÍMICAS

Acetanilida

1. A acetanilida é o primeiro derivado da anilina com potencial analgésico.
2. É utilizado como material de partida para a síntese de produtos farmacêuticos.

Nitroacetanilida

1. É incompatível com agentes oxidantes fortes.
2. Pode ser utilizado para transformações orgânicas.

PROCEDIMENTO

1. Introduzir 3 g de acetanilida em pó fino num erlenmeyer e dissolver em 15 ml de ácido acético glacial, agitando continuamente à temperatura ambiente.
2. Aquecer a mistura até formar uma solução e, em seguida, adicionar lentamente ácido sulfúrico concentrado, com agitação constante, utilizando um banho de gelo.
3. Adicionar agora ácido nítrico fumante gota a gota, com agitação constante.
4. Deixar a mistura reacional em agitação durante 2-3 horas.
5. Monitorizar a evolução da reação por cromatografia em camada fina.
6. O produto precipita-se. Filtrar o produto em bruto e lavar 2-3 vezes com água fria.
7. Recristalizar o produto em bruto com etanol.
8. Secar o produto e registar o seu ponto de fusão utilizando o aparelho de ponto de fusão.

UTILIZAÇÕES

1. Pode ser utilizado para a preparação de fenacetina e paracetamol.
2. É também utilizado em pesticidas.

3. Utilizado no fabrico de nitroanilina.
4. A acetanilida tem propriedades analgésicas e antipiréticas.

RESULTADOS

A para nitro acetanilida foi sintetizada com sucesso e o seu ponto de fusão foi registado na gama de 215-217° C.

Experimento: 09

Objetivo: Efetuar a síntese do ácido N-metil-antranílico a partir do ácido antranílico. Comunicar o seu ponto de fusão.

REQUISITOS

Produtos químicos

1. Ácido antranílico.
2. sulfato de dimetilo

Aparelhos

1. Balão cónico
2. Funil
3. Agitador magnético

TEORIA

O ácido N-metil-antranílico a partir do ácido antranílico pode ser sintetizado a partir da reação do ácido antranílico com o sulfato de dimetilo e o hidróxido de sódio.

REACÇÃO

Anthranilic acid + NaOH → Sodium anthranilate + H_2O

Sodium anthranilate + Dimethyl sulphate → N-methyl anthranilic acid + Sodium methyl sulphate

PROPRIEDADES FÍSICAS

Ácido antranílico

1. O ácido antranílico é um composto sólido branco.
2. Pode ser convertido em cor amarela após a oxidação.
4. Tem cristais em forma de agulha.
5. É insolúvel em água.
6. Tem uma excelente solubilidade em solventes orgânicos.

Ácido N-metil-antranílico

1. É insolúvel em água.

2. Tem uma excelente solubilidade em solventes orgânicos.
3. É utilizado em transformações de grupos funcionais.

PROPRIEDADES QUÍMICAS

Ácido antranílico

1. São compostos orto-substituídos.
2. É utilizado em várias reacções orgânicas.

Ácido N-metil-antranílico

1. O ácido N-metilantranílico é um aminoácido aromático.
2. É um derivado do ácido antranílico.

PROCEDIMENTO

1. Introduzir 2 g de ácido antranílico num balão de fundo redondo e dissolver em 10 ml de solução aquosa de hidróxido de sódio a 5% preparada de fresco.
2. Adicionar lentamente 1,6 ml de sulfato de dimetilo, com agitação contínua.
3. Aquecer a mistura de reação a 50-60° C durante 1-2 horas.
4. Monitorizar a evolução da reação por cromatografia em camada fina.
5. O produto precipita-se. Filtrar o produto em bruto e lavar 2-3 vezes com água fria.
6. Recristalizar o produto em bruto com etanol.
7. Secar o produto e registar o seu ponto de fusão utilizando o aparelho de ponto de fusão.

UTILIZAÇÕES

1. É utilizado como um intermediário para transformações orgânicas para a síntese de corantes.
2. É utilizado na indústria cosmética.
3. É também utilizado como material de partida para a síntese de produtos farmacêuticos como os AINE.
4. É utilizado para a preparação de repelentes de insectos.

RESULTADOS

O ácido N-metil-antranílico foi sintetizado com sucesso e o seu ponto de fusão foi registado na gama de 178-179° C.

Experimentar: 10

Objetivo: Preparação de compostos ou produtos intermédios de importância médica através da técnica de irradiação por micro-ondas.

Experiência 10 (a)

Objetivo: Preparar aspirina utilizando a técnica assistida por micro-ondas.

REQUISITOS

Etanol, ácido salicílico, anidrido acético, proveta graduada, forno de micro-ondas e copo.

TEORIA

A acetilação é uma reação química que ocorre durante a produção de aspirina. Quando um dos grupos carbonilo do anidrido acético é atacado pelo grupo álcool do ácido salicílico, a reação tem início. Devido aos seus muitos benefícios, incluindo uma otimização mais rápida da reação química e tempos de reação mais rápidos, a síntese orgânica assistida por micro-ondas está a tornar-se cada vez mais comum nos laboratórios de investigação universitários e comerciais.

REACÇÃO

Salicylic acid + Acetic anhydride $\xrightarrow[\text{MW - 1 min}]{H_3PO_4}$ Aspirin (2-Acetoxy benzoic acid)

PROCEDIMENTO

1. Num Erlenmeyer de 250 ml, combinar lentamente 10 g de ácido salicílico (0,07 mol) com 18 ml de anidrido acético (0,19 mol).
2. Adicionar 10 a 20 gotas de ácido fosfórico a 85% à mistura, com cuidado, e mexer cuidadosamente.
3. Leve a mistura ao micro-ondas durante um minuto ou até que todo o ácido salicílico esteja dissolvido.
4. Após a conclusão da reação, adicionar cuidadosamente 20 mililitros de água destilada. Arrefecer a mistura num banho de gelo até a aspirina cristalizar.
5. Utilizar um funil de Buchner para filtrar os cristais e depois utilizar água arrefecida para extrair.

6. Após 30 minutos de secagem a 100°C na estufa, o sólido rende 95% do seu produto, que funde entre 128 e 132°C.

UTILIZAÇÕES

1. A aspirina é prescrita a doentes com maior probabilidade de sofrer um ataque cardíaco, para além de ser utilizada como anticoagulante e analgésico. A aspirina reduz a possibilidade de formação de coágulos sanguíneos nas artérias, o que diminui o risco de um ataque cardíaco.
2. Tenha cuidado ao manusear objectos de vidro; certifique-se de que estão secos e limpos.

RESULTADOS

O rendimento percentual foi de........

Verificou-se que o ponto de fusão é........

Experiência 10 (b)

Objetivo: Preparar fenitoína a partir de benzil utilizando a técnica assistida por micro-ondas.

REQUISITOS: Ácido clorídrico, ureia, hidróxido de potássio, benzil e micro-ondas.

TEORIA

Para a produção de fenitoína convencional, foi necessário refluxar a mistura de reação durante duas horas. Por outro lado, a síntese de fenitoína por micro-ondas demorou pouco tempo (1-10 minutos). Quando comparado com os procedimentos convencionais, o método assistido por micro-ondas oferece melhores rendimentos, uma limpeza mais fácil após a reação, taxas de reação mais elevadas, maior pureza e condições de reação benignas para o ambiente. A síntese da fenitoína foi realizada sob radiação de micro-ondas, a fim de obter um maior rendimento com um tempo de reação mais curto do que com uma técnica tradicional. Entre 50% e 90% da fenitoína sintetizada são produzidos utilizando a abordagem convencional e o método de micro-ondas, respetivamente.

REACÇÃO

Benzil + Urea → 1. NaOH, 2. HCl, MW -1.5 min, 100 watts → 5,5-Diphenyl hydantoin (Phenytoin)

PROCEDIMENTO

1. Num recipiente de vidro aberto, combinar 0,5 g (2,3 mmol) de benzil com 0,5 g (11,9 mmol) de ureia.
2. Adicionar hidróxido de sódio (0,5 g, 12,5 mmol).
3. A mistura deve ser exposta a 1,5 minutos de 100 W de radiação de micro-ondas num forno.
4. Depois disso, coar a mistura aquecida através de água gelada.
5. Adicionar ácido clorídrico conc. ao filtrado para o tornar ácido.
6. Depois de filtrar o precipitado de 5,5-difenil-hidantoína, secar e recristalizar o etanol.
7. O produto tem um ponto de fusão de 295-296°C.

UTILIZAÇÕES

1. Utilizado como medicamento anticonvulsivo recomendado para a epilepsia.
2. Utilizar com cuidado ao manusear objectos de vidro; certificar-se de que estão secos e limpos.

RESULTADOS

O rendimento percentual foi de........

Verificou-se que o ponto de fusão é........

Experiência: 11

Objetivo: Efetuar o ensaio da hidrazida do ácido isonicotínico.

TEORIA

Medicamento anti-tuberculoso isoniazida, também conhecido como hidrazida de ácido iso-nicotínico. O ácido clorídrico é utilizado num método de titulação direta para medir o bromato de potássio e o brometo de potássio num meio ácido. O ácido isonicotínico é criado quando o bromo libertado se combina com a isoniazida numa solução aquosa durante uma reação de oxidação. Nesta titulação, é utilizado o indicador vermelho de metilo, um corante azoico; o ponto final é quando a cor vermelha é descolorida.

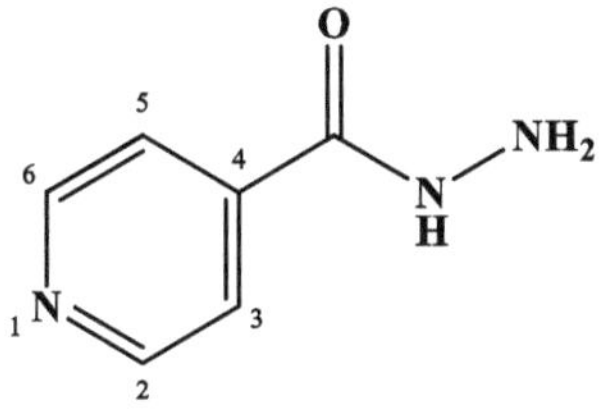

O
5 4 NH₂
6 N
H
1 N 3
2

Isoniazide

REACÇÃO

Standardisation:

$$KBrO_3 + 6\,KI + 6\,HCl \longrightarrow KBr + 6\,KCl + 3I_2 + 3\,H_2O$$

$$I_2 + 2\,Na_2S_2O_3 \longrightarrow Na_2S_4O_6 + 2\,NaI$$

Assay:

$$KBrO_3 + 5KBr + 6\,HCl \longrightarrow 3Br_2 + 6\,HCl + 3H_2O$$

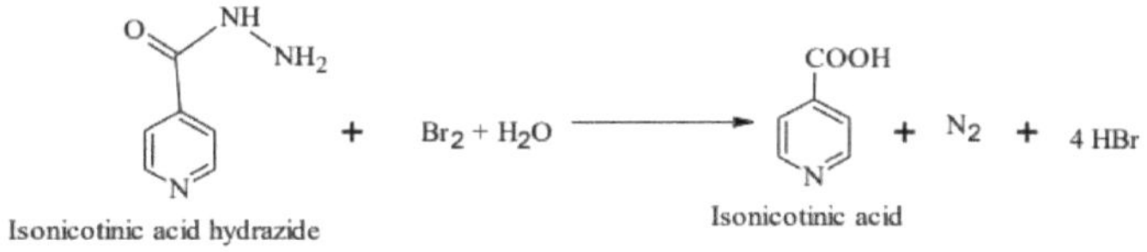

Isonicotinic acid hydrazide + $Br_2 + H_2O$ ⟶ Isonicotinic acid + N_2 + 4 HBr

PROCEDIMENTO

Método I - Utiliza-se a iodometria para efetuar o ensaio.

Etapa 1: Preparar uma solução de bromato de potássio (0,0167 M)

Depois de dissolver cerca de 5,566 gramas de bromato de potássio em água, adicionaram-se 1000 mililitros de água pura.

Etapa 2: Padronização com bromato de potássio (0,0167 M)

Depois de transferir 20 mililitros da solução acima referida para um balão de vidro com rolha, adicionam-se 3 gramas de iodeto de potássio e 3 mililitros de HCl. Depois de deixar repousar durante cinco minutos, titular o iodo com tiossulfato de sódio 0,1 M e três mililitros de solução de amido. A solução de ensaio está a aproximar-se do ponto de chegada.

(Molaridade do Tiossulfato de Sódio / Volume de Bromato de Potássio = Concentração de Bromato de Potássio 0,0167 M)

Etapa 3: Ensaio em comprimidos de hidrazida de ácido iso nicotínico:

Pesámos e triturámos com precisão vinte comprimidos. Para obter 100 ml, juntou-se água suficiente a um balão volumétrico de 100 ml, limpo e seco, contendo uma quantidade pesada da potência do comprimido correspondente a 0,25 mg de INH. Tomámos 20 mililitros da solução acima referida. De seguida, juntaram-se 0,2 g de brometo de potássio, 20 ml de ácido clorídrico e 100 ml de água.

Em seguida, utilizou-se 0,05 ml de vermelho de metilo como indicador e titulou-se lentamente com bromato de potássio 0,0167 M, agitando continuamente até que a coloração vermelha desaparecesse.

O bromato de potássio ($KBrO_3$), um mililitro (ml) contém 0,003439 gramas de C H N_{673} O.

Método II:

O método utilizado para o ensaio é a cromatografia líquida.

Solução de teste: Misturar 25 g de amostra de isoniazida com 50 ml de água destilada para a dissolver. Diluir 5 ml desta solução em 25 ml com água destilada.

Solução de referência: Misturar 25 miligramas de isoniazida com 50 mililitros de água purificada. Diluir 5 ml desta solução em 25 ml com água destilada.

Injetar a solução de referência: Se o desvio padrão relativo e o fator de cauda para a injeção em duplicado não forem superiores a 2 e 2%, respetivamente, o teste não é válido. Injetar as soluções de referência e de teste e, em seguida, calcular o teor de isoniazida da amostra fornecida.

Dosagem: 300 mg por dia, até 1 grama duas vezes por semana

Armazenamento: Manter afastado da luz solar direta.

RESULTADOS

A % de pureza do comprimido de hidrazida de ácido iso-nicotínico fornecido foi determinada como sendo..........

Experiência: 12

OBJECTIVO: Efetuar o ensaio do metronidazol.

TEORIA

O metronidazol é um nitroimidazol que é utilizado para prevenir infecções pós-operatórias e tratar infecções bacterianas, lesões inflamatórias da rosácea, amebíase e tricomoníase. O metronidazol é um membro da classe dos antibióticos nitroimidazóis e é amplamente utilizado. É habitualmente utilizado para tratar infecções parasitárias, como a amebíase, a tricomoníase e a giardíase, bem como infecções gastrointestinais. Uma vez que possui qualidades antiparasitárias adicionais que o distinguem de muitos outros medicamentos antibacterianos, o metronidazol tem sido utilizado como antibiótico há muitos anos, tratando uma vasta gama de infecções. Para o tratamento de diferentes infecções, apresenta-se sob a forma de cápsulas, comprimidos e tópica, bem como de supositórios. As acções citotóxicas antimicrobianas do metronidazol, que causam danos nas cadeias de ADN dos microrganismos, são provavelmente causadas pela redução do grupo nitro do antibiótico pelos organismos anaeróbios.

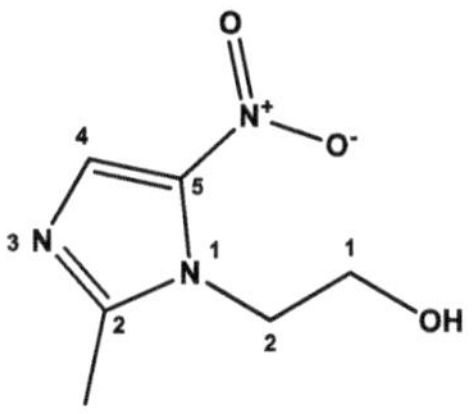

O
N+
O-
4
5
3 N
1
N
1
2
2
OH

2-(2-Methyl-5-nitro-1H-imidazol-1-yl)ethanol

PROCEDIMENTO

1. A um número de comprimidos em pó igual a sessenta miligramas de metronidazol.
2. Incluir 20 ml de água, misturar e coar. Reduzir o volume do filtrado evaporando-o, deixando formar cristais, separando-os e secando-os durante uma hora a 105 °C. Utilizar o material seco para os ensaios A e B.
3. Dissolver 20 mg do material seco em 100 ml de uma mistura de solventes que contenha 350 ml de metanol R e 1 ml de ácido sulfúrico (~1760 g/l) TS. Utilizando a mesma mistura de solventes, diluir mais 1 ml desta solução para 10 ml.
4. O espetro de absorção é qualitativamente comparável ao de uma solução de 20 µg/ml de metronidazol RS na mesma mistura de solventes, quando é observado entre 220 e 350 nm.

5. Adicionar 0,05 g de 4-dimetilaminobenzaldeído R diluído em 2 ml de ácido clorídrico (~70 g/l) TS a 25 mg de material seco; obtém-se uma tonalidade amarelada.

6. Quando se adiciona 0,05 g de pó de zinco R, a tonalidade torna-se laranja-avermelhada.

ASSÉDIO

1. Pesar e triturar 20 pastilhas.

2. Encher um cadinho filtrante de vidro sinterizado com uma quantidade de pó pesada com exatidão, cerca de 0,2 g de metronidazol, e extrair com seis quantidades, cada uma de 10 ml de acetona R quente.

3. Uma vez arrefecidos, misturar 50 ml de anidrido acético R e 0,1 ml de verde brilhante/ácido acético TS nos extractos misturados. Em seguida, titular com ácido perclórico (0,1 mol/l) VS, seguindo as instruções para a titulação não aquosa.

4. Repetir o processo sem olhar para os comprimidos em pó e ajustar conforme necessário.

5. 0,1 mol/l VS de ácido perclórico é igual a 17,12 mg de C6H9N3O3 por mililitro.

EFEITOS SECUNDÁRIOS

- Sintomas de infeção novos ou que estão a aumentar;
- Dor ou dificuldade em urinar;
- Confusão;
- Tonturas ou sensação de desmaio;
- Comichão ou corrimento vaginal.
- Bolhas ou úlceras orais; gengivas vermelhas ou inchadas; dificuldade em engolir.

RESULTADOS

A % de pureza do comprimido de metronidazol fornecido foi determinada como sendo..........

Experiência: 13

Objetivo: Efetuar o ensaio da dapsona.

TEORIA

A diazonitização é o processo de criação de um sal ou composto de diazónio. Os compostos de diazónio são uma classe de compostos orgânicos que têm um grupo funcional comum com a fórmula R-N2+X, em que X pode ser um anião orgânico ou inorgânico, como o halogéneo, e R pode ser qualquer resíduo de grupo orgânico, como um grupo alquilo ou arilo. Os sais de diazónio são criados durante a reação de titulação da diazotização entre a amina aromática principal e o nitrito de sódio numa solução ácida. Um método de doseamento da dapsona é a titulação por diazotização. Neste caso, o nitrito de sódio e os grupos amino aromáticos livres combinam-se para gerar iões diazónio. Uma vez que não é possível utilizar o ácido nitroso diretamente nesta reação, utiliza-se o nitrito de sódio, que produz ácido nitroso em meio ácido. O ponto final é detectado por um excesso de ácido nitroso presente.

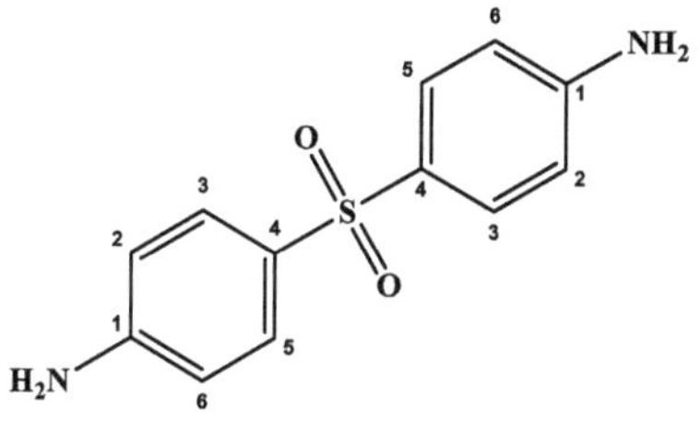

4,4'-sulfonyldianiline

O ensaio da dapsona envolve dois processos:

Passo 1: Tornar acessível e padronizar NaNO 0,1 M . $_2$

Montagem de NaNO 0,1 M_2

1. Tomar 7,5 gramas de $NaNO_2$.
2. Deixar dissolver 800 ml de água destilada.
3. Encher completamente o volume até 1000 mililitros.

$NaNO_2$ normalização

1. Estabelecimento de um padrão para a sulfanilamida.
2. Dissolver 0,5 g de sulfanilamida em 20 ml de HCl 2N.
3. Arrefecer a 15 C num banho de gelo, depois de agitar para dissolver.

4. Introduzir 25 g de gelo picado e titular com a solução de NaNo2, agitando rapidamente até que o papel de iodeto de amido apresente uma coloração azul clara na ponta de uma vareta de vidro mergulhada na solução titulada.

5. Um mililitro de nitrito de sódio 0,1M equivale a cada 0,01722g de sulfonamida.

Observações:

Mistura no balão: 20 ml de 2 N e 0,5 g de sulfanilamida HCl

Solução de bureta: 0,1 M $NaNO_2$

O papel de amido iodado é um indicador.

Ponto final: cor azul

Etapa 2: Ensaio da dapsona:

1. Pesar com exatidão 0,5 g de dapsona e dissolvê-la numa solução de 20 ml de HCl e 20 ml de água. Titular a solução com nitrito de sódio, depois de a levar a cerca de 15°C.

2. Agitar vigorosa e continuamente o conteúdo do frasco até que uma gota da solução sobre papel de iodeto de amido se torne azul.

3. Fator: 0,012442 g de dapsona equivalem a um mililitro de nitrito de sódio 0,1 M.

CÁLCULO

Percentagem de rendimento = Rendimento prático/Rendimento teórico x 100

UTILIZAÇÕES

A dapsona é utilizada para tratar a dermatite herpetiforme, uma doença da pele, e a lepra (doença de Hansen). A dapsona pode ser administrada em combinação com um ou mais medicamentos adicionais para tratar a lepra.

RESULTADOS

A percentagem de pureza da dapsona na amostra em causa foi de .... %w/v.

Experiência: 14

Objetivo: Efetuar o ensaio da cloroquina.

TEORIA

Trata-se de um pó branco, cristalino e inodoro que se dissolve facilmente em metanol e água. É um produto químico sensível à luz.

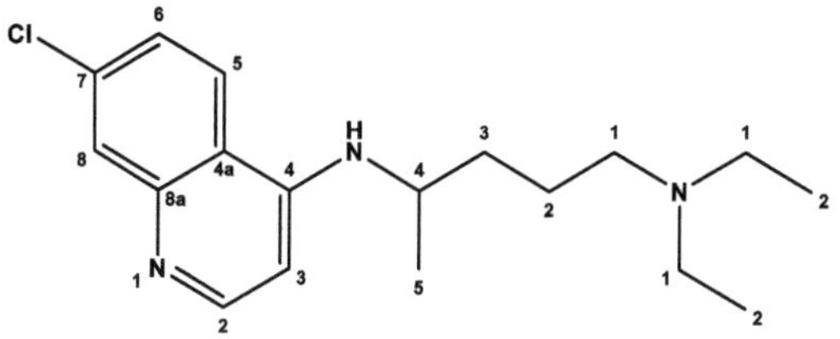

7-chloro-4-(4-diethylamino-1-methyl butyl amino)-quinoline

PROCEDIMENTO

1. Adicionar 50 ml de ácido acético glacial anidro a 0,5 g de amostra de sulfato de cloroquina.
2. Utilizar ácido perclórico 0,1M para titular. A titulação potenciométrica pode ser utilizada para determinar o ponto final.
3. Titular no branco. A quantidade de ácido perclórico consumida é indicada pela diferença

UTILIZAÇÕES

Por ser um antimalárico e um amebicida, é utilizado para tratar e prevenir a amebíase e a malária.

A dose preventiva semanal recomendada é de 30 mg. Para a dose terapêutica em casos de malária, a dose inicial é de 600 mg. Após 6 a 8 horas, deve ser administrada uma dose única de 300 mg e, nos dois a quatro dias seguintes, uma dose única de 300 mg. A mesma quantidade de 0,0418g de sulfato de cloroquina é igual a 1ml de ácido perclórico 0,1M.

RESULTADOS

Verificou-se que a percentagem de pureza da amostra de sulfato de cloroquina era de ___ %.

Experiência: 15

Objetivo: Efetuar o doseamento do maleato de clorfeniramina.

TEORIA

Em termos químicos, 3-(4-clorofenil) N, N-Dimetil-3-(2-piridil) é o nome dado ao maleato de clorfeniramina. Um antagonista do recetor H1 que inibe a histamina é o maleato de hidrogénio de propilamina. As bases azotadas fracas dos sais de ácidos minerais hidrolisam-se de tal forma em soluções aquosas ou hidroalcoólicas que o ácido libertado pode ser titulado com uma base mineral forte. À medida que o processo de titulação continua, a turvação da água é criada pelo sal de maleato do medicamento que está a ser titulado em água contra hidróxido de sódio. Tem sido utilizado álcool para parar esta precipitação. As bases dissolvidas reagem de forma menos fortemente alcalina, os seus sais reagem de forma mais fortemente ácida, e os pontos finais da titulação são muito mais nítidos, uma vez que o álcool é básico em relação à água como solvente. Neste caso, foi utilizado NaOH aquoso para titular uma solução de maleato de clorfeniramina; o ponto final foi a formação de turvação, que foi indicada pelo aparecimento de cor-de-rosa.

Potassium hydrogen phthalate + NaOH → Sodium salt + H_2O

Chlorpheniramine maleate + NaOH → Chlorpheniramine disodium maleate + $2\,H_2O$

PROCEDIMENTO

Preparação de hidróxido de sódio 0,01M

Encheu-se um balão normalizado de 1000 ml com cerca de 0,4 g de hidróxido de sódio em pellets, que se pesou com exatidão, dissolveu-se completamente com 100 ml de água pura e completou-se a 1000 ml com água destilada.

Padronização do hidróxido de sódio (0,01M)

Pesar com precisão 0,5 gramas de hidrogenoftalato de potássio e colocá-lo num erlenmeyer com capacidade para 1000 mililitros. Em seguida, adicionar 75 mililitros de água destilada para dissolver e utilizar 0,1 mililitro de fenolftaleína como indicador para titular com 0,01 mililitros de solução de hidróxido de sódio. O aparecimento de uma coloração cor-de-rosa pálida persistente marca o fim do processo.

O hidróxido de sódio 0,01M equivale a 0,002042g de C8H5KO4 por mililitro.

Ensaio do Maleato de Clorfeniramina

1. Vinte comprimidos foram triturados até se obter um pó fino depois de pesados.
2. Num balão normalizado de 100 ml, pesou-se com exatidão uma quantidade igual a 200 mg de maleato de clorfeniramina. Em seguida, adicionaram-se 70 ml de álcool neutro e agitou-se a mistura durante cerca de 20 minutos.
3. De seguida, adicionou-se álcool neutro até perfazer o volume, misturou-se bem e filtrou-se com papel de filtro Whatman n.º 42.
4. Os 10 mililitros iniciais do filtrado foram deitados fora. Após medição exacta e transferência de uma alíquota da solução medicamentosa contendo 2,0-20,0 mg de maleato de clorfeniramina para um erlenmeyer estéril de 100 ml, o volume foi aumentado para 10 ml com álcool neutro.
5. A solução foi então titulada com uma solução padrão de hidróxido de sódio 0,01M, após a adição de duas gotas de indicador de fenolftaleína a 0,5%, até se obter uma tonalidade rosa persistente.
6. O hidróxido de sódio 0,05M equivale a 0,002042g de C8H5KO4 por mililitro.

UTILIZAÇÕES

É utilizado para tratar espirros, corrimento nasal e febre dos fenos causada por alergénios.

RESULTADOS

O ensaio do maleato de clorfeniramina foi efectuado com sucesso.

A molaridade do hidróxido de sódio 0,01M = ____________________.

A percentagem de pureza do comprimido de maleato de clorfeniramina foi de = ____________________.

Experiência: 16

Objetivo: Efetuar o ensaio da penicilina benzílica.

TEORIA

A benzoilpenicilina é uma penicilina natural de espetro estreito, utilizada no tratamento de infecções provocadas por cocos gram-positivos, nomeadamente infecções estreptocócicas. Devido à sua limitada absorção oral, este tipo de penicilina é normalmente utilizado em formas intravenosas ou injectáveis de ação prolongada. Os adultos com função renal normal têm uma semi-vida de 0,4-0,9 horas. Pode desenvolver-se neutropenia se forem administradas continuamente doses elevadas durante mais de duas semanas.

A titulação iodométrica é utilizada no ensaio da benilpenicilina. O processo de titulação envolve a libertação de uma quantidade equivalente de iodo da amostra para criar iodeto de potássio e a comparação do iodo resultante com uma solução padrão de tiossulfato de sódio. Titulação iodométrica é o nome dado a este tipo de determinação indireta de compostos por titulação. Para criar a D-penicilamina e o ácido benzilpenicílico nesta titulação, a benzilpenicilina é primeiro hidrolisada com uma solução de hidróxido de sódio e transformada em ácido penicilóico. O ponto final da titulação é azul a verde-maçã.

REACÇÕES

Normalização

$$KBrO_3 + 6\ KI + 6\ HCl \longrightarrow KBr + 6\ KCl + 3I_2 + 3\ H_2O$$

$$I_2 + 2\ Na_2S_2O_3 \longrightarrow Na_2S_4O_6 + 2\ NaI$$

MECANISMO DE ENSAIO

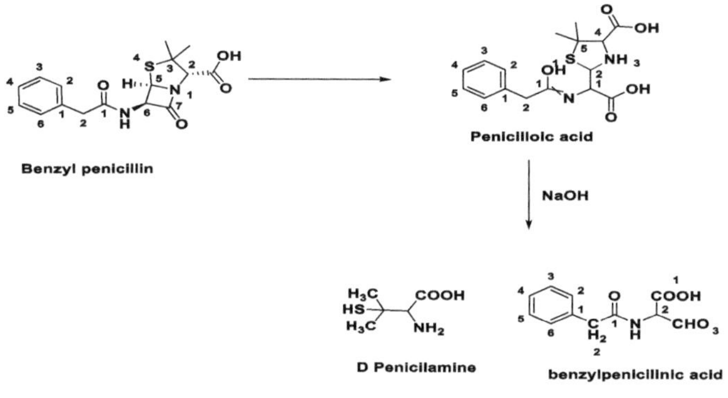

Benzyl penicillin

Penicilloic acid

NaOH

D Penicilamine

benzylpenicillinic acid

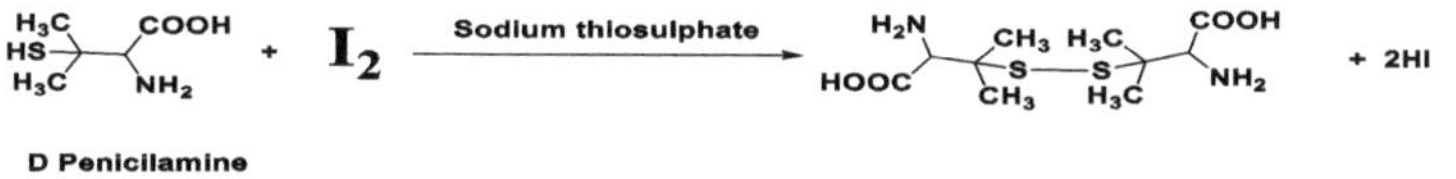

Sodium thiosulphate

+ 2HI

D Penicilamine

Preparação do tiossulfato de sódio (0,02N).

Misturar 100 ml de água com 4,5 g de tiossulfato de sódio e 250 mg de carbonato de sódio e adicionar água para obter uma mistura de 1000 ml.

Padronização do tiossulfato **de sódio 0,02N**

1. Num erlenmeyer, dissolver 0,2 g de bromato de potássio em 250 ml de água.
2. Tomar 50 ml da solução, adicionar 2 g de iodeto de potássio e 3 ml de HCl 2M ou $H_2 SO_4$ e deixar repousar no escuro durante 10 minutos.
3. Utilizar algumas gotas de amido como indicador e titular com solução de tiossulfato de sódio até ao desaparecimento da cor azul.

Ensaio de benzilpenicilina

1. Pesar com exatidão 0,1 g de sal de sódio da benzilpenicilina, introduzi-lo num frasco com rolha, dissolvê-lo em 10 ml de água e diluí-lo em 100 ml.
2. Depois de transferir 10 mililitros da solução para um frasco de iodo, adicionamos 5 mililitros de hidróxido de sódio 1N e deixamos repousar durante 20 minutos.
3. Em seguida, encher o frasco rolhado com a solução-tampão acabada de preparar, constituída por 5 ml de ácido clorídrico 1N e 25 ml de solução de iodo 0,02N em excesso.
4. O iodo excedente é titulado utilizando uma solução de amido recentemente preparada como indicador e tiossulfato de sódio 0,02N.
5. O resultado final é uma descoloração azulada.

6. Adicionar mais 10 ml da solução inicial a 20 ml da solução-tampão, deixar repousar no escuro e titular com a mesma solução.
7. O volume de iodo 0,02N equivalente à quantidade total de penicilina na amostra de benzilpenicilina fornecida é representado pela diferença entre as duas titulações.

RESULTADOS

A percentagem de pureza da benzilpenicilina em causa foi de _________.

Experiência: 17

OBJECTIVO: - Desenhar estruturas e reacções utilizando o chem draw®.

TEORIA

O editor de moléculas ChemDraw foi inicialmente criado em 1985 por Stewart Rubenstein, Selena "Sally" Evans e o seu marido David A. Evans. Em 2011, a empresa foi vendida à PerkinElmer.

PROCEDIMENTO

Passo 1: Para visualizar esta interface, abra o Chem Draw.

Passo 2: Escolha a barra de ferramentas para a forma de anel que pretende desenhar.

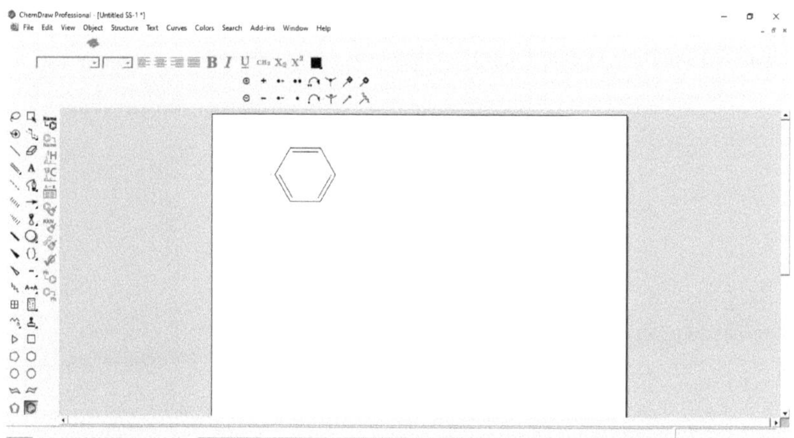

Passo 3: Esboçar a estrutura, escolher [A] e esboçar o nome alfabético.

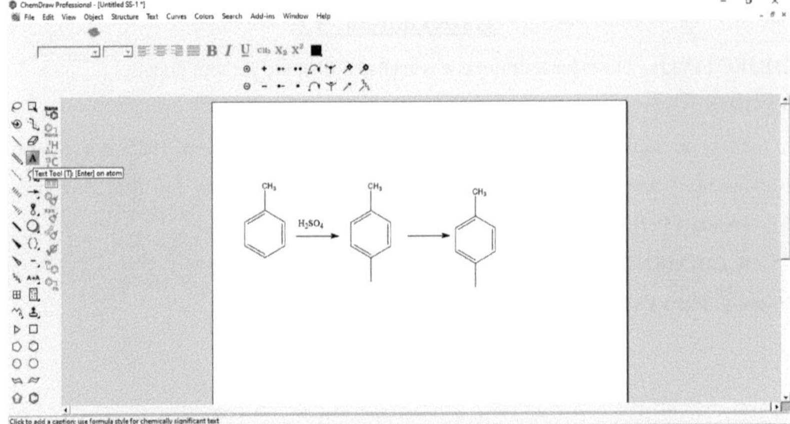

Passo 4: Escolha a estrutura e, em seguida, selecione "Limpar estrutura" no menu.

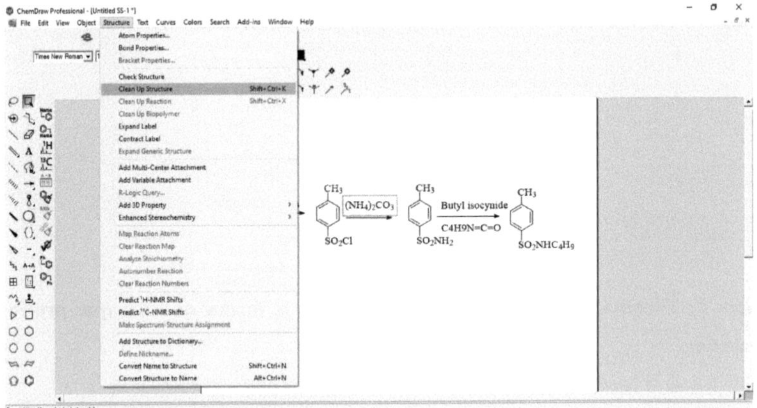

Passo 5: Coloque a resposta a negrito depois de selecionar tudo.

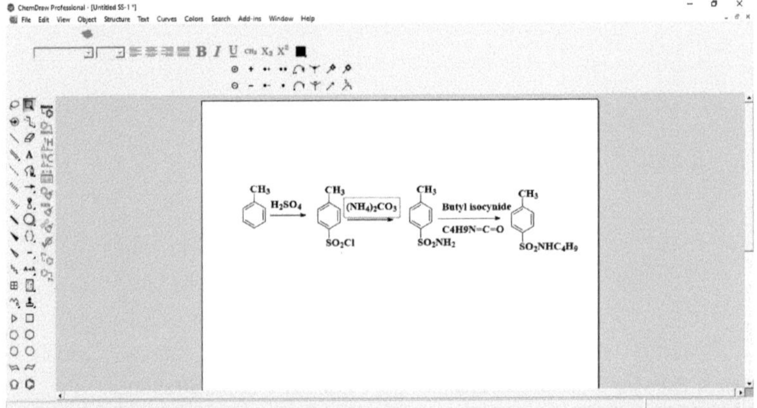

Passo 6: Guarde o ficheiro no seu computador. Os ficheiros podem ser guardados em vários formatos, conforme desejado.

Experiência: 18

Objetivo: Realizar exercícios teóricos relacionados com a análise de farmacóforos de fármacos comuns utilizando ferramentas de software.

TEORIA

A análise de farmacóforos tem vindo a ganhar importância na investigação farmacêutica nos últimos anos devido à sua capacidade para descobrir novos candidatos a medicamentos, melhorar os medicamentos actuais e investigar as relações estrutura-atividade (SAR). Os investigadores podem criar medicamentos mais eficazes, seguros e selectivos utilizando a análise de farmacóforos para analisar as interações moleculares subjacentes à ligação fármaco-alvo. Neste exercício teórico, examinaremos a análise de farmacóforos no contexto de medicamentos populares, prestando especial atenção às suas caraterísticas estruturais e interações com proteínas alvo. Criaremos modelos de farmacóforos para uma série de medicamentos amplamente utilizados, examinaremos os seus componentes farmacofóricos e clarificaremos os principais factores que influenciam a sua ação biológica, utilizando bases de dados e ferramentas de software.

PROCEDIMENTO

1. **Selecionar medicamentos comuns**

   Selecione um grupo de medicamentos populares para examinar. Estes podem ser medicamentos de diferentes classes terapêuticas, como anti-hipertensivos, antibióticos ou analgésicos.

2. **Recuperar estruturas moleculares**

   Obter as estruturas moleculares dos medicamentos selecionados. Estas estruturas estão disponíveis para descarregamento a partir de bases de dados químicas como o PubChem ou o ChemSpider, ou podem ser criadas com programas de modelação molecular como o ChemDraw.

3. **Geração de farmacóforos**

   Para criar modelos de farmacóforos para os medicamentos selecionados, utilizar ferramentas de software para a geração de farmacóforos. Pharmit, LigandScout e MOE (Molecular Operating Environment) são alguns exemplos dessas tecnologias. Estes instrumentos examinam as estruturas tridimensionais das moléculas para identificar caraterísticas farmacofóricas comuns, incluindo anéis aromáticos, áreas hidrofóbicas, dadores e aceitadores de ligações de hidrogénio, etc.

4. **Alinhamento de farmacóforos**

Para encontrar caraterísticas farmacofóricas partilhadas entre os medicamentos, alinhar os modelos de farmacóforos criados. Esta fase ajuda a compreender as semelhanças e diferenças estruturais ao nível dos farmacóforos entre os medicamentos.

5. **Validação e refinamento**

   Se disponível, validar os modelos farmacóforos derivados com dados experimentais. Além disso, pode melhorar os modelos avaliando o seu poder de previsão e modificando os parâmetros iterativamente.

6. **Rastreio virtual**

   Utilizar os modelos farmacofóricos para o rastreio de bases de dados de compostos virtuais após a sua validação. Para encontrar moléculas que se ajustem às propriedades farmacofóricas do modelo e talvez descobrir novos candidatos terapêuticos, isto implica o rastreio de enormes bibliotecas de compostos.

7. **Identificação e otimização de resultados**

   Analisar a atividade biológica dos sucessos encontrados através do rastreio virtual para identificar potenciais candidatos para otimização adicional.

8. **Validação experimental**

   Finalmente, utilizar experiências *in vitro* e/ou *in vivo* para validar experimentalmente a atividade dos compostos que foram identificados. Esta fase orienta a investigação futura e valida a função biológica prevista dos produtos químicos.

RESULTADOS: Compilar a data recebida e comparar com as normas.

Experimento: 19

Objetivo: Efetuar a análise da interação fármaco-recetor de fármacos comuns utilizando ferramentas de software do PDB.

TEORIA

Um campo de investigação intrigante é a análise das interações fármaco-recetor de medicamentos de uso corrente, utilizando ferramentas de software do Protein Data Bank (PDB). A compreensão das interações fármaco-alvo pode ser grandemente ajudada pela abundância de dados estruturais sobre biomoléculas, como as proteínas e os ácidos nucleicos, disponíveis no PDB. Apresenta-se aqui uma panorâmica geral sobre a forma de utilizar ferramentas de software e recursos do PDB para realizar estudos de interação fármaco-recetor.

PROCEDIMENTO

1. **Seleção da proteína alvo**

   Determinar que proteínas se relacionam com os medicamentos dos alvos interessados. Pode ser qualquer macromolécula que interaja com fármacos, como um canal iónico, uma enzima ou um recetor.

2. **Recuperar estruturas de proteínas**

   Para determinar a estrutura tridimensional da proteína alvo, utilize a base de dados PDB. Se já conhece a identificação da PDB, pode pesquisar por ela, bem como pelo nome da proteína ou do gene.

3. **Preparar as estruturas das proteínas**

   Poderá ser necessário preparar a estrutura da proteína antes de iniciar qualquer análise. Isto implica a eliminação de moléculas de água, a incorporação de átomos ou resíduos ausentes e o ajuste fino da estrutura conforme necessário. Para tal, podem ser utilizadas ferramentas de software como VMD, UCSF Chimaera e PyMOL.

4. **Estudos de acoplamento**

   Efetuar estudos de acoplamento molecular para antecipar a forma como o medicamento se ligará à proteína alvo. Para o efeito, pode ser utilizado software de acoplamento como o AutoDock, AutoDock Vina ou SwissDock. Estes instrumentos prevêem a orientação e a estrutura desejadas do medicamento no local de ligação à proteína.

5. **Analisar interações de ligação**

   Examinar a forma como o medicamento e o local de ligação à proteína interagem. Faz parte deste processo encontrar interações hidrofóbicas, ligações de hidrogénio e quaisquer outras interações pertinentes que apoiem a estabilidade do complexo fármaco-proteína. Para esta investigação, podem ser úteis programas de visualização como o PyMOL ou o VMD.

6. **Quantificar a afinidade de ligação**

   Utilize as capacidades de pontuação do software de acoplamento para estimar a afinidade do fármaco com a proteína. Isto ajuda a estimar a potência do fármaco e dá-lhe uma ideia da firmeza com que o fármaco se liga à proteína.

7. **Validação e análise posterior**

   Se disponíveis, utilize dados experimentais para validar as suas conclusões. Podem ser efectuadas outras investigações, como simulações de dinâmica molecular, para examinar o comportamento dinâmico do complexo fármaco-proteína ao longo do tempo.

Experiência: 20

OBJECTIVO: Determinação das propriedades físico-químicas, tais como logP, clogP, MR, peso molecular, dadores e aceitadores de ligações de hidrogénio para a classe de fármacos conteúdo do curso utilizando o software de conceção de fármacos Rastreio da probabilidade de fármacos (Lipinskies RO5).

TEORIA

A partição de equilíbrio de uma substância química entre as fases octanol e água é descrita pelo coeficiente de partição octanol-água, ou K_{ow} . Como indicador da fase lipídica ou do teor de carbono orgânico dos compartimentos ambientais, a fase octanol é uma métrica crucial na avaliação do destino ambiental e do trânsito de compostos orgânicos. Uma das caraterísticas físico-químicas mais significativas associadas à bioacumulação e sorção no solo ou nos sedimentos é o k_{ow} .

$$\mathbf{K_{ow} = C_o / C_w}$$

PROCEDIMENTO

1. Utilizar 5 mililitros de octanol para dissolver 0,011 gramas de naftaleno.
2. Durante cinco minutos, sonicar a solução de naftaleno.
3. Numa ampola de decantação, juntar 500 ml de água destilada e a solução de naftaleno.
4. Durante dez minutos, agitar a mistura.
5. Não esquecer de agarrar firmemente o funil na torneira e na rolha.
6. Para libertar a pressão, inverter cuidadosamente e ventilar (abrir a torneira) para a parte de trás do capô.
7. Depois de agitar ligeiramente o funil e fechar a torneira, purgar de novo.
8. Até que não haja mais descarga de gás, repetir este passo.
9. Dividir as fases de água e octanol nos seus próprios copos.

RESULTADOS

Refratividade molar

Para a investigação QSAR, a refratividade molar, ou MR, é um dos descritores mais estabelecidos e eficazes. A RM apresenta frequentemente uma relação robusta com a ligação do ligando. O Log P e a RM têm uma forte associação, com ambos a aumentarem com o comprimento da cadeia alquílica. Os grupos funcionais polares, por outro lado, diminuem o log P mas aumentam a MR. Consequentemente, alguns autores propõem que o log P representa interações lipofílicas e a MR representa interações não lipofílicas. A equação de Lorentz-Lorentz define o realismo de massa (MR):

$$MR = [n^2 - 1]/ [n^2 +2] \{MW/d\}$$

Onde,

n= índice de refração

MW= peso molecular

d= densidade

Existe uma relação significativa entre o MR e a polarizabilidade da molécula. Como muitos outros descritores, o MR também é frequentemente aproximado a partir de constantes aditivas de grupo na ausência de valores experimentais.

Experiência: 21

OBJECTIVO: Determinação das propriedades físico-químicas e de toxicidade utilizando soft wares em linha gratuitos.

TEORIA

O processo de introdução de um medicamento no mercado é dispendioso e moroso, exigindo 65 mil milhões de rupias indianas. Os rastreios virtuais que utilizam técnicas baseadas em computador são uma estratégia viável para aumentar a eficácia e a produtividade da descoberta precoce no sector farmacêutico e no meio académico. O objetivo final dos rastreios virtuais é encontrar compostos semelhantes a medicamentos com o melhor potencial para se transformarem em tratamentos.

O cálculo precoce dos parâmetros ADME e Toxicologia (ADMET) durante a fase de descoberta demonstrou reduzir significativamente a percentagem de insucesso relacionado com a farmacocinética durante as fases clínicas. De acordo com a regra de Lipinski (Regra dos Cinco), um medicamento oralmente ativo geralmente não tem mais do que uma infração dos requisitos subsequentes:

i) Um máximo de cinco (5 x 1) dadores de ligações de hidrogénio (ligações N-H e O-H).

(ii) Um máximo de 10 (5 x 2) aceitadores de ligações de hidrogénio, todos eles átomos de N ou H.

(iii) Uma massa molecular inferior a 500 Daltons (5 x 100).

(iv) Um valor log P para o coeficiente de partição octanol-água inferior a 5 (5 x 1).

No entanto, a regra de Ghose, a semelhança com o chumbo e as regras de biodisponibilidade estão entre as muitas expansões que resultaram dos compostos semelhantes a medicamentos previstos pela regra de Lipinski.

Uma vez que reduz a necessidade de ensaios dispendiosos e demorados para determinar o log P, que é necessário para otimizar as propriedades farmacodinâmicas e farmacocinéticas, a previsão exacta do log P é crucial para o negócio farmacêutico. As principais técnicas de previsão de log P em linha incluem MLOGP, ALOGP, Consensus log P e ALOGP98. A grande maioria das caraterísticas ADMET também é obtida a partir da estrutura molecular. A lista seguinte inclui alguns dos métodos mais simples, acessíveis e fáceis de utilizar para determinar os parâmetros ADMET:

1. Os recursos em linha gratuitos sobre propriedades físico-químicas, lipofilicidade, solubilidade em água, farmacocinética, similaridade de fármacos e química medicinal podem ser encontrados em SwissADME (http://www.swissadme.ch).

2. A Molinspiration fornece serviços online gratuitos para calcular as propriedades moleculares e as pontuações de bioatividade para os alvos terapêuticos mais significativos. O seu sítio Web está localizado em http://www.molinspiration.com/cgi-bin/properties.

3. OsirisProperty Explorer: Ferramentas gratuitas baseadas na Web para caraterísticas físico-químicas, semelhança de medicamentos e avaliação do risco de toxicidade (http://www.organic-chemistry.org/prog/peo).

4. O pkCSM (http://biosig.unimelb.edu.au/pkcsm/prediction) fornece ferramentas Web gratuitas para a previsão de propriedades farmacocinéticas e toxicológicas.

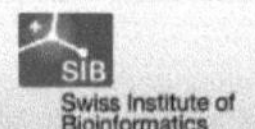
SIB
Swiss Institute of Bioinformatics
SwissADME
Home FAQ Help Contact Terms of Use
This website allows you to compute physicochemical descriptors as well as to predict ADME parameters, pharmacokinetic properties, druglike nature and medicinal chemistry friendliness of one or multiple small molecules to support drug discovery.
The main article describing the web service and its underlying methodologies is SwissADME: a free web tool to evaluate pharmacokinetics, drug-likeness and medicinal chemistry friendliness of small molecules. Sci. Rep. (2017) 7:42717.
For details about development and validation of iLOG, please refer to this article: iLOGP: a simple, robust, and efficient description of n-octanol/water partition coefficient for drug design using the GB/SA approach. J. Chem. Inf. Model. (2014) 54(12):3284-3301.
For details about development and validation of the BOILED-Egg, please refer to this article: A BOILED-Egg to predict gastrointestinal absorption and brain penetration of small molecules. ChemMedChem (2016) 11(11):1117-1121.
Developed and maintained by the Molecular Modeling Group of the SIB | Swiss Institute of Bioinformatics.

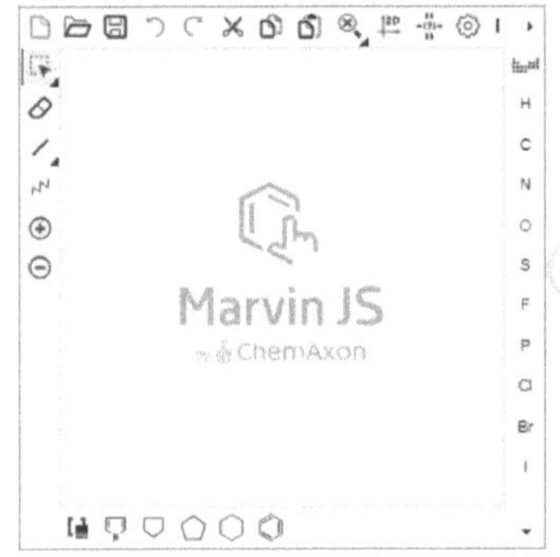
Marvin JS
by ChemAxon

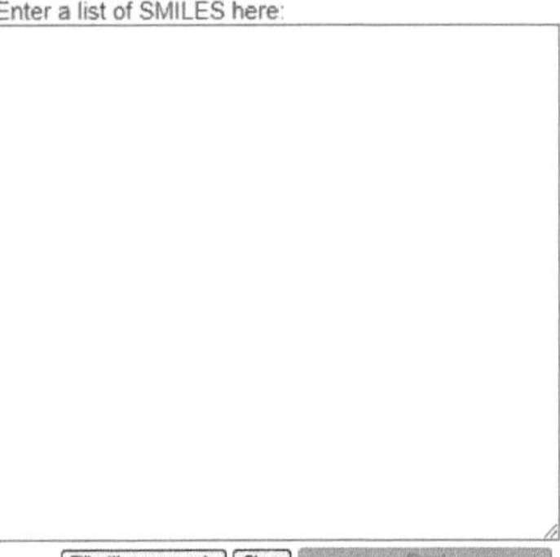
Enter a list of SMILES here:
Fill with an example
Clear
Run!
POWERED BY ChemAxon
Swiss Institute of Bioinformatics - © 2024 | SIB privacy policy

Organic Chemistry Portal
Share: Follow: Donate:
vapourtec
precision flow chemistry
Job Market
Post a Job
Medicinal Chemistry Research Scientist
Vertex, San Diego, CA, USA - February 1st
Process Chemistry Scientist (12 Mt)
Vertex, Oxford, United Kingdom - February 1st
Industrial PhD student in Molecular Pharmaceutics
Astrazeneca, Gothenburg, Sweden - January 30th
Senior Scientist - Process Chemistry (12 Mt)
Astrazeneca, Macclesfield, United Kingdom - January 30th
PostDoc Bioorganic Chemistry
Roche, Penzberg, Germany - January 18th
Scientist I, Synthetic Process Chemistry
Astrazeneca, New Haven, CT, USA - January 16th
OCP Plus
Info/Login
Site Search
any all words
Ad
Organic Chemistry Portal
Tools >> Molecular Property Explorer
Main Categories
Organic Reactions
Org. Chem. Highlights
Abstracts
Chemicals
Job Market
Presentations
Chemistry Tools
Chemistry Books
Resources & Suppliers
OSIRIS Property Explorer
The OSIRIS Property Explorer lets you draw chemical structures and calculates on-the-fly various drug-relevant properties whenever a structure is valid. Prediction results are valued and color coded. Properties with high risks of undesired effects like mutagenicity or a poor intestinal absorption are shown in red. Whereas a green color indicates drug-conform behaviour.
Download
Thieme WebCheminars
presenting special topics on organic synthesis
featuring expert chemists
Thieme

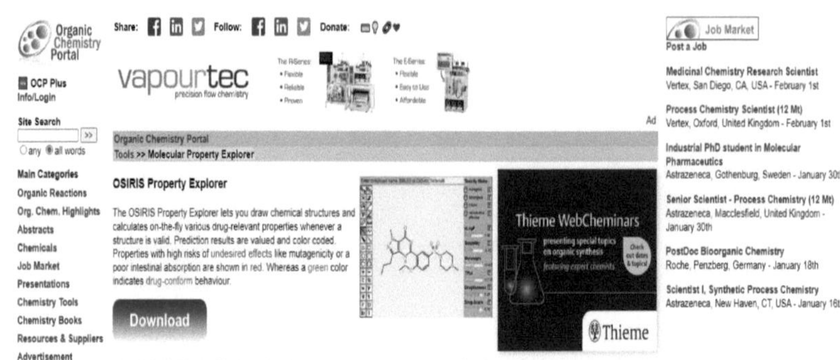

Advertisement
Imprint

Popular Subcategories
Name Reactions
Protecting Groups
Organic Synthesis

Tutorial: Toxicity Risk Assessment | cLogP Prediction | Solubility Prediction | Molecular Weights | Drug-Likeness Prediction | Overall Drug-Likeness Score

System Requirements

A working Java Runtime Environment (JRE) installed on your computer. Latest JRE can be downloaded from https://java.com/en/download

Privacy Information

If you draw chemical structures in Property Explorer, information is kept locally on your computer. The prediction databases is part of the app. However, for converting a chemical name, CAS-number or SMILES string to a structure, some text information is sent to servers in Switzerland and a structure is returned.

Author

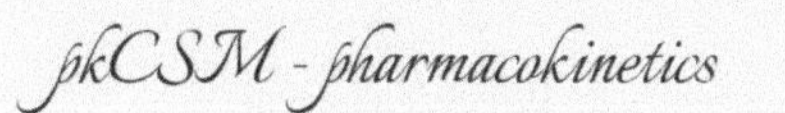

pkCSM: predicting small-molecule pharmacokinetic properties using graph-based signatures

Douglas E. V. Pires, Tom L. Blundell, David B. Ascher

Journal of Medicinal Chemistry, 58 (9), p. 4066–4072, 2015.

Abstract

Modern high throughput drug discovery approaches have increased the numbers of lead compounds being identified, and in shorter time frames than traditional medicinal chemistry, however many of these promising compounds often fail because of unsatisfactory ADMET properties. In silico screening approaches help to reduce these risks. Here we propose a novel approach to the prediction of pharmacokinetic properties, called pkCSM, which relies on graph-based signatures. These encode distance patterns between atoms and are used to represent the small molecule and to train predictive models.

The pkCSM signatures were successfully used across five main different pharmacokinetic properties classes to develop predictive regression and classification models. We show that pkCSM performs as well or better across different pharmacokinetic properties than other freely available methods. Here we present a web server to provide an integrated freely

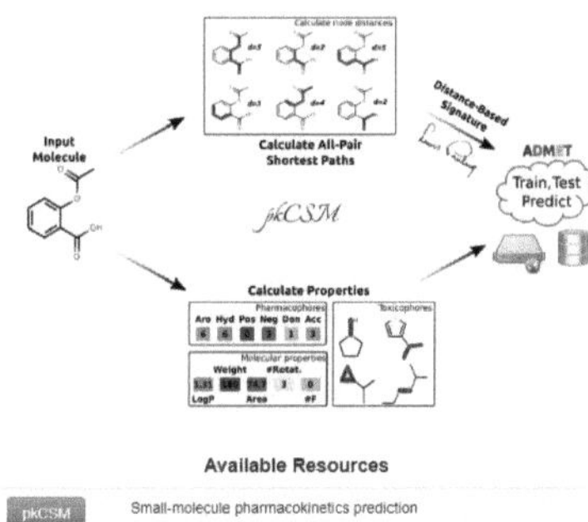

RESULTADOS

Comparar o resultado das pequenas moléculas com o medicamento padrão e descobrir a melhor pista para a síntese posterior.

Conflito de interesses

Os autores declaram não haver conflito de interesses em relação a este artigo.

REFERÊNCIAS

1. Química Orgânica Medicinal e Farmacêutica de Wilson e Giswold.
2. Princípios de Química Medicinal de Foye.
3. Burger's Medicinal Chemistry, Vol I a IV.
4. Introdução aos princípios da conceção de medicamentos - Smith e Williams.
5. Ciências Farmacêuticas de Remington.
6. A Química Orgânica da Síntese de Medicamentos por Lednicer, Vol. 1-5.
7. Mukesh Kumar Kumawat, Ramandeep Kaur, Kapil Kumar. Previsão in silico de novos inibidores da topoisomerase baseados em quinazolina fundida como agentes anticancerígenos. *Med. Chem.* 2023, *19*, 431-444.
8. Sachin Puri, Iqrar Ahmad, Harun Patel, Kapil Kumar, Kapil Juvale. Avaliação de derivados de oxindole como potencial agente anticancerígeno contra células de carcinoma da mama: Estudo in vitro, in silico e de acoplamento molecular. *Toxicol. In Vitro* 2023, *86*, 105517.
9. Swati Pawar, Mukesh Kumar Kumawat, Monika Kundu, Kapil Kumar. Perspetiva sintética e medicinal dos agentes antileishmaniais: An overview. *J. Mol. Struct.* 2023, *1271*, 133977.
10. Bhagyashri Rathod, Kapil Kumar. Perspetiva sintética e medicinal do 1,2,4-triazole como agentes anticancerígenos. *Chem. Biodivers.* 2022, *19*, e202200679.
11. Kapil Kumar. Síntese diversificada de pirimidinas assistida por micro-ondas: Uma visão geral. *J. Heterocycl. Chem.* 2022, *59*, 205-238.
12. Debabrata Konar, Saurav Maru, Subhabrata Kar, Kapil Kumar. Síntese e desenvolvimento clínico de Palbociclib: An overview. *Med. Chem.* 2022, *18*, 2-25.
13. Swati Pawar, Kapil Kumar, Manish K. Gupta, Ravindra K Rawal. Synthetic and medicinal perspective of fused-thiazoles as anticancer agents. *Anti-Cancer Agents Med. Chem.* 2021, *21*, 1379-1402.
14. Ramandeep Kaur, Kapil Kumar. Perspetiva sintética e medicinal das quinolinas como agentes antivirais. *Eur. J. Med. Chem.* 2021, *215*, 113220-113258.
15. Kapil Kumar. TosMIC: Um poderoso synthon para ciclização e sulfonilação. *ChemistrySelect* 2020, *5*, 10298-10328.

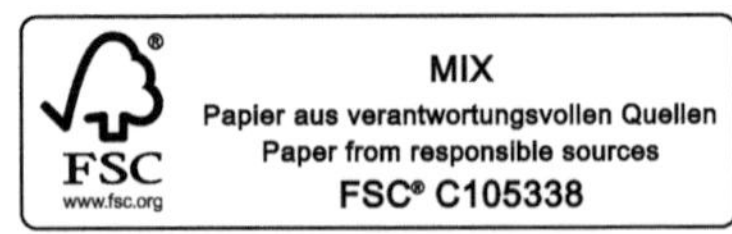

Printed by Books on Demand GmbH, Norderstedt / Germany